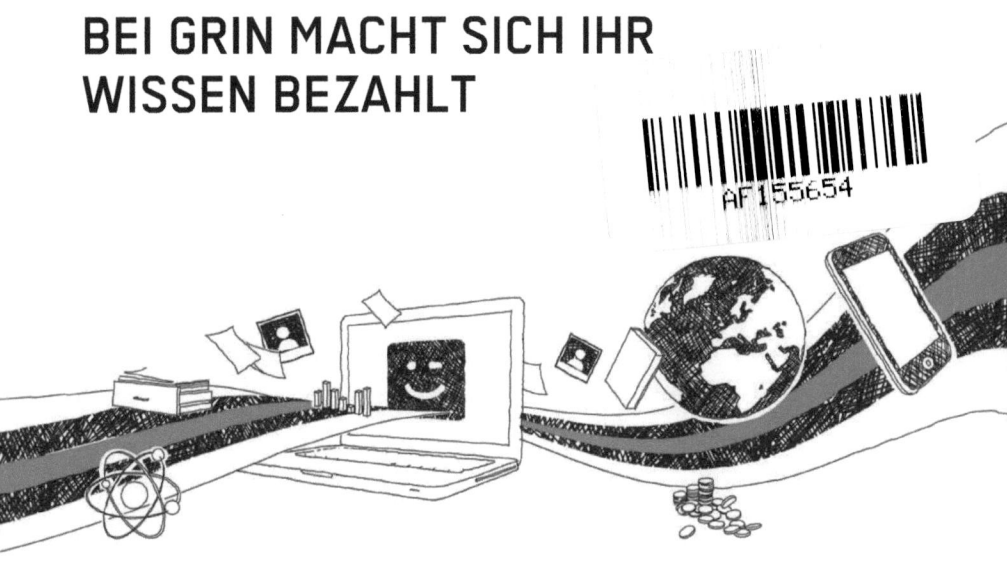
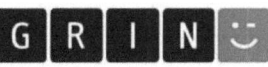

Lean Management im Krankenhaus. Outsourcing im Bereich Hygiene und IT

GRIN 😊

Bibliografische Information der Deutschen Nationalbibliothek:

Die Deutsche Nationalbibliothek verzeichnet diese Publikation in der Deutschen Nationalbibliografie; detaillierte bibliografische Daten sind im Internet über http://dnb.d-nb.de abrufbar.

ISBN: 9783346227034
Dieses Buch ist auch als E-Book erhältlich.

© GRIN Publishing GmbH
Nymphenburger Straße 86
80636 München

Druck und Bindung: Books on Demand GmbH, Norderstedt Germany
Gedruckt auf säurefreiem Papier aus verantwortungsvollen Quellen

Das vorliegende Werk wurde sorgfältig erarbeitet. Dennoch übernehmen Autoren und Verlag für die Richtigkeit von Angaben, Hinweisen, Links und Ratschlägen sowie eventuelle Druckfehler keine Haftung.

Das Buch bei GRIN: https://www.hausarbeiten.de/document/907209

Fachbereich Sozial- und Kulturwissenschaften
Studiengang Sozialrecht

Hausarbeit
„Lean Management im Krankenhaus:
Schwerpunkt Outsourcing im Bereich
IT und Hygiene"
SS 2017

II. Inhaltsverzeichnis

1. Einleitung

Diese Hausarbeit hat das Ziel, einen Einblick in das komplexe Krankenhausmanagement zu vermitteln. Heutzutage reicht es für ein Krankenhaus nicht mehr aus, nur die Finanzierung und Organisation im Blick zu haben, sondern es muss ein gezieltes modernes Krankenhausmanagement für die Zukunft entwickelt werden. Des Weiteren wird aufgezeigt, mit welchen Herausforderungen das Krankenhaus zu kämpfen hat, wie man die Herausforderungen optimal angehen kann und welche wichtige Rolle dabei ein optimales Managementsystem spielt. Fokussiert wird hier das Lean Management. Betrachtet werden dabei auch Risiken, die durch Kostenreduzierungen, insbesondere in Verbindung mit Outsourcing, entstehen können.

2. Die Institution Krankenhaus: zwischen Non-Profit und Profit

Das Krankenhaus als Non-Profit Organisation hat im Laufe der Zeit einen starken Umbruch hin zu einer betriebswirtschaftlich gesteuerten Organisation durchlaufen und diese Entwicklung wird sich auch in Zukunft weiter fortsetzen. Sie müssen sich der zunehmenden Privatisierung, der Wirtschaftlichkeit, den gesetzlichen Veränderungen und dem demographischen Wandel stellen und gleichzeitig muss es eine qualitativ hochwertige und medizinische Versorgung ermöglichen. Diese Herausforderungen können nur durch optimales Management gemeistert werden.

1972 wurde das Krankenhausfinanzierungsgesetz (KHG) eingeführt und dadurch auch das Selbstkostendeckungsprinzip zur Vergütung von Krankenhausleistungen. Das Prinzip arbeitete kostendeckend durch pauschale Pflegesätze und es bestand die Möglichkeit der nachträglichen Kostenerstattung. Der Nachteil dieser Finanzierung bestand darin, dass unproduktive

Krankenhäuser weiterhin ineffizient arbeiteten und produktive Krankenhäuser nicht honoriert wurden. [1]

1992 wurde das Selbstkostenprinzip abgeschafft und das Krankenhaus wurde in seinen Entscheidungsspielräumen stark eingeschränkt. Vorher war die Krankenhausvergütung noch an die Krankenhauskosten gekoppelt, sodass keine Verluste und Gewinne entstehen konnten. Aber nach 1992 griff der Staat durch das Bundesgesundheitsministerium immer mehr ein und fing an, dass Krankenhauswesen stärker durch begrenzte Budgets, Fallpauschalen und Sonderentgelte zu regulieren, wodurch Verluste und Gewinne entstehen konnten (Busse et al). [2] Die Einführung der Fallpauschale 2004, durch das DRG- System[3] stellt eine der größten Einschnitte dar. Der Gesetzgeber wollte dadurch u.a. eine Verkürzung der Verweildauer, eine Stabilisierung der Ausgaben der gesetzlichen Krankenversicherung, mehr Transparenz und Wettbewerb schaffen.[4]

Insbesondere durch den verstärkten Wettbewerb, befindet sich das Krankenhaus zunehmend in der Ökonomisierung. Im Gegensatz zu früher, müssen die Krankenhäuser zunehmend Nachweise über ihre Effektivität, Effizienz, Zielvereinbarungen und Qualität erbringen. [5] Besonders die Effizienz hat sich in den letzten 15 Jahren stark erhöht und verursachte eine zunehmende Marktkonzentration im Gesundheitswesen. Die hohe Wettbewerbsfähigkeit führte vermehrt zu Schließungen von Krankenhäusern und zu privaten Übernahmen. [6] Die öffentlichen

---

[1] GKV- Spitzenverband.

[2] Busse R. et al, 2009, S. 26 ff.

[3] Diagnosis- Related- Group (DRG) ist ein 2004 eingeführtes pauschalisiertes Entgeltsystem, das auf alle Krankenhausleistungen anwendbar ist. Es fasst „eine Vielzahl unterschiedlicher Diagnosen- und Prozedurenkombinationen zu Gruppen mit vergleichbaren ökonomischen Aufwand in möglichst auch medizinisch- klinisch homogenen Gruppen zusammen". (GKV- Spitzenverband, 2017.)

[4] GKV Spitzenverband, 2017.

[5] Offermanns, G. 2011. S. 6 ff.

[6] Neubauer, G. und Beivers, A. 2010. S. 3ff.

Krankenhäuser machen nur noch einen Anteil von knapp 30 % in Deutschland aus. 2002 waren dies noch 60 %. Der Anteil von privaten Krankenhäusern beträgt ca. 36 % und somit ist fast jedes Krankenhaus im privaten Besitz. Auch die Anzahl der Krankenhäuser ist von 2242 (2000) auf 1956 (2015) gefallen. [7]

Um der Schließung zu umgehen, muss ein modernes Krankenhausmanagement optimale Steuerungsformen anwenden, sodass es auch in Zukunft wettbewerbsfähig bleibt. Es gilt, steigende Kosten zu bewältigen, aber die Qualität der Medizin weiterhin zu gewährleisten, trotz knappen Ressourcen. Ein Konzept dafür, ist die Anwendung von Lean Management. Das Ziel ist es, „Werte ohne Verschwendung" zu schaffen – nicht produktive Aktivitäten und Ressourcen sollen abgeschafft werden. Tätigkeiten, Zeit, Raum, Kosten und Fehler werden bei optimaler Anwendung reduziert. Lean Management wird vor allem bei der Patientenversorgung angewendet, wodurch die Verweildauer verkürzt wird sowie beim Qualitätsmanagement. Unnötige Wege bis hin zur richtigen Diagnose, überflüssige Doppeluntersuchungen, aufgrund von falscher Kommunikationsübertragung, so lange Wartezeiten, ineffiziente Datenerfassung, zu hoher Material- oder Medikamentenbestand oder Mängel in der Hygiene, aufgrund von Zeitdruck, können als Verschwendungen im Zusammenhang mit Lean Management angesehen werden. Die oberste Priorität bei diesem Konzept besteht darin, die Behandlungsqualität der Patienten zu verbessern und trotzdem die gesamtwirtschaftlichen Kosten zu reduzieren. Der Patient steht als Endabnehmer weiterhin im Fokus. „Der Weg zur Umsetzung hin zu einer patientenorientierten Wertschöpfung ohne Verschwendung ist die Anwendung der krankenhausspezifizierten Lean Prinzipien"[8]. Aber nicht nur ein gut angewandtes Lean Management macht ein modernes Krankenhausmanagement aus.

---

[7] Statistisches Bundesamt. 2015. S. 8 und 9.

[8] Offermanns, G. 2011. S. 6 ff

Als weitere Steuerungsinstrumente können auf Makroebene Gesetzte und Verordnungen sowie die Zuweisung von Ressourcen und Zielvereinbarungen zwischen den Beteiligten sein. Auf der Mesoebene stellt die Betriebswirtschaftslehre und das Management, z.B. in der Dienstleistung oder in der Qualität eine Steuerungsform dar. Auf der Mikroebene sind dies u.a. die Personalführung, das Prozessmanagement, Leitlinien oder das Risikomanagement. [9]

Das moderne Krankenhausmanagement ist auch auf langfristige und vor allem zuverlässige Kooperationspartner angewiesen. Zum Beispiel in den Bereichen wie Facilitymanagement, strukturierten und organisierten oder in der Medizintechnik. Dieses Vertragssystem führt zu einer optimalen Vernetzung und steuert alle Akteure zu einem einheitlichen Handeln hin. In Zukunft werden komplexe Leistungen zu komplexen Preisen angeboten - ambulante, stationäre, rehabilitative und medizinische Hilfen sowie Medikamente werden in Leistungspaketen zusammengefasst. Der Kern der Modernisierung betrifft die Medizin. Ein modernes Krankenhausmanagement ist erreicht, wenn gute Medizin zu bezahlbaren Preisen möglich ist und dies zusätzlich mit Gewinnen verbunden ist. Daher ist es erforderlich, dass das Krankenhauswesen die Politik dazu auffordert, die notwendigen Gesetzte einzuführen, um mehr Gestaltungsräume für den erhöhten Wettbewerb zur Verfügung zu haben. Allerdings ist es auch wichtig, dass trotz der Ökonomisierung, die Humanität nicht verloren geht. [10]

Generell gilt, dass die Kosten reduziert werden müssen, die neuen Anforderungen keine zu hohen Aufwand verursachen, die internen Abläufe und Preiskalkulationen besser betriebswirtschaftlich gestaltet werden müssen. Es muss eine Kalkulation geben, wie die

---

[9] Offermann, G. 2011. S. 20f.
[10] Lohmann, H. (2009). S. 11ff.

knappen Ressourcen effektiv auf die verschiedenen Bereiche in der Versorgung aufgeteilt werden. Hierfür müssen zunehmend leistungsorientierte Finanzierungs- und Anreizsysteme geschaffen werden sowie die Etablierung von markt- oder marktähnlichen Mechanismen. Die Ressourcen bzw. Input Steuerung im Gesundheitssystem müssten durch eine Leistungs- und Ergebnissteuerung abgelöst werden. [11]

3. Outsourcing im Krankenhaus

Wie in dem vorherigen Kapitel bereits erwähnt, muss sich das Krankenhaus vielen Herausforderungen stellen. Für diese Herausforderungen sind Steuerungsformen notwendig, um Kosten zu reduzieren und gleichzeitig eine optimale Versorgung zu garantieren. Outsourcing ist dafür eine weitere Steuerungsform, damit das Krankenhaus sich auf die wesentlichen Kernbereiche konzentrieren und diese verstärkt optimieren kann. Beim Outsourcing-prozess werden dadurch weniger relevante Bereiche ausgelagert wie die Informations- und Kommunikationstechnologie oder die Reinigung.

Unter Outsourcing wird eine Verlagerung von Wertschöpfungsaktivitäten des Unternehmens auf Zulieferer verstanden. Es stellt eine Verkürzung der Wertschöpfungskette bzw. Leistungstiefe des Unternehmens dar.[12] Genauer versteht man unter Outsourcing, die nachhaltige Nutzung externer Ressourcen durch eine Auslagerung von eigenen Prozessen bzw. Leistungen auf Dritte. Durch diese Fremdvergabe hat der Outcoursing- Geber einen beschränkten Einfluss auf die korrekte Durchführung des ausgelagerten Bereichs durch den Outsourcing-Nehmer.[13] Werden die ausgelagerten Bereiche wieder durch das

---

[11] Offermanns, G. 2011. S.9ff.

[12] Springer Gabler Verlag. 2017.
[13] Krystek, U. (2009). S. 40.

Krankenhaus übernommen, so ist von Insourcing die Rede. Es kann aber auch der Fall sein, dass bisherige externe Dienstleistungen vom Krankenhaus selbst übernommen werden und ggf. in Tochterunternehmen weitergeführt werden, wodurch die Unabhängigkeit gewährt wird.

Der Hauptgrund, wieso Outsourcing angewendet wird, ist die Kostenreduktion. Krankenhäuser haben einen großen Personalaufwand, der hohe Kosten verursacht. Um diesen zu minimieren, wird vor allem bei den Serviceleistungen geprüft, ob es effizientere Möglichkeiten gibt. Ob eine Serviceleistung für In- oder Outsourcing in Betracht kommt, hängt von mehreren Faktoren ab: 1. Wie hoch ist der Rationalisierungseffekt? 2.Wird dadurch eine erhöhte Flexibilität erreicht? 3. Wird die Qualität der Leistungserbringung erhöht? 4. Werden die Kosten erheblich reduziert? 5. Kann sich das Krankenhaus dadurch auf das Kerngeschäft konzentrieren, nach dem Motto „do what you can do best- outsourcing the rest" und 6.Wird das Haftungsrisiko dadurch minimiert? Outsourcing bedarf daher einer genauen Prüfung, insbesondere durch die Verursachung von Nachteilen die durch Abgabe von Eigenverwaltung entstehen. Hierzu gehören mögliche Leistungsengpässe, die durch Kündigung oder Insolvenz des externen Leistungsanbieters entstehen können oder durch einen zu geringen Einfluss auf den Vertragspartner, was sich auf negativ auf das Leistungsergebnis auswirken kann.[14]

Im nachfolgenden gehe ich auf die in der Praxis oft ausgelagerten Bereiche ein. Dazu gehören der IT- Bereich und die Reinigung/Hygiene.

---

[14]Pühler,K.-P. 2013. S. 641 ff.

3.1 Outsourcing der Informations- und Kommunikationstechnologie (IuK)

Im folgenden Kapitel, über die Informations- und Kommunikationstechnologie, beziehe ich mich auf die Aussagen von Mühlbacher, A.C. und Pflügel, R. [15]

Im Krankenhaus werden zunehmend alle Tätigkeiten und Leistungen von einem Informations- und Kommunikationssystem erfasst. Dadurch wird die Übertragung von Daten, deren Analyse und Datensicherung gewährt. Das IuK wird u.a. in den Bereichen Patientenmanagement, Röntgen- und Laborbefunde, Hygiene- und Personalmanagement und für allgemeine Dokumentationen angewendet. Aber auch die elektronische Patientenkarte, in der alle Patientendaten verwaltet werden sowie die elektronische Gesundheitskarte führen zu einer erhöhten Datenerhebung und Informationsverarbeitung. Das Thema e-Health und Telemedizin wird eine immer wichtigere Rolle in der Zukunft spielen. Der Datenfluss muss weiter optimiert werden und Patientendaten müssen auf Abruf verfügbar sein. Die Digitalisierung hat den Vorteil, dass die Kommunikation im Krankenhaus, zwischen den Ärzten, Patienten und Pflegekräften reibungsloser verläuft, Diagnosen schneller und sicherer gestellt werden können und eine Behandlung rechtzeitiger stattfinden kann. Durch die Behebung von Fehlkommunikation werden auch die Kosten reduziert und die Qualität und Wirtschaftlichkeit der Gesundheitsversorgung kann erhöht werden.

Aber nicht nur für das Krankenhaus wird die Digitalisierung zunehmend wichtiger, sondern auch für die Patienten. Sie haben die Chance, sich über ihre Krankheit, Therapieformen und Ärzte/ Krankenhäuser zu informieren. Das IuK-System ermöglicht eine verbesserte Transparenz.

---

[15] Mühlbacher, A.C. und Pflügel, R. 2009. S. 70-77 und S. 82ff.

Werden nun IuK-Systeme an externe Anbieter ausgelagert, so müssen dabei bestimmte Risiken beachtet werden. Durch die Digitalisierung wird auch der Patient immer transparenter und folglich für die Auslagerung ein sensitiver Umgang mit Patientendaten gewährleistet werden. Ein weiterer Grund für Outsourcing stellt das höhere Know-how des externen Anbieters dar. Dies birgt allerdings auch gleichzeitig die Gefahr, dass das Krankenhaus dadurch den Überblick verliert und der externe Anbieter andere Ziele verfolgt als das Krankenhaus. Die Vertrauenswürdigkeit des externen Anbieters ist schwer zu beurteilen. Damit das Krankenhaus von der Auslagerung der IT profitiert, ist vor allem in diesem Bereich eine explizite vertragliche Handlungsvereinbarung notwendig.

Besonders der vertrauensvolle Umgang mit den Patientendaten muss gesichert sein. Im Krankenhaus unterliegen die Mitarbeiter der Schweigepflicht. In der Regel kann nur der Patienten selbst das Krankenhaus von seiner Schweigepflicht entbehren. Dies ist in der Praxis allerdings selten der Fall. Das Krankenhaus trägt bei falscher Handhabung der Daten die rechtliche Verantwortung. Wenn das Krankenhaus also Patientendaten an externe Anbieter weitergibt, dann muss es dafür sorgen, dass diese Daten nicht eingesehen werden können. [16] Dies kann durch eine Anonymisierung der Patientendaten erfolgen.

3.2 Outsourcing zu Lasten der Hygiene

Ein weiterer oft ausgelagerter Bereich ist die Reinigung bzw. Hygiene. Die Reinigung unterliegt dem Facility Management des Krankenhauses und betrifft den infrastrukturellen Bereich. Auslagerungen von Facility Management umfassen den Tertiärprozess. Darunter fallen folglich Leistungen und Prozesse, die nur unterstützend tätig sind und dadurch keinen direkten

---

[16] Mühlbacher, A.C. und Pflügel, 2009. R. S. 70-77 und S. 82ff.

Einfluss auf die Kernbereiche haben. Die Reinigung wird in mittlerweile allen Krankenhäusern komplett ausgelagert und durch einen Dienstleistungsvertrag geregelt. [17]

Doch welche Folgen Outsourcing in diesem Bereich haben kann, wird anhand vieler Praxisbeispiele deutlich;
In den letzten Jahren kamen immer mehr Krankenhausinfektionen vor, die aufgrund schlechter Hygiene verursacht worden.
Mainz 2010: 3 Säuglinge starben durch verunreinigte Infektionen. [18] Fulda 2011: ein dutzend Infizierte durch verunreinigtes OP-Besteck. Ein externer Service-Dienstleister belastet das Krankenhaus, aufgrund von mangelnder Hygiene und fehlendem Personal.[19] Berlin Charité 2012: 1 Säugling gestorben, 20 infiziert. Kiel 2015: 12 Menschen gestorben, 31 infiziert. [20]
Es gibt noch viele weitere solcher Schlagzeilen, die auf Infektionen durch mangelnde Hygiene und Personalmangel zurückzuführen sind. Laut einer Umfrage von Forsa im Auftrag der DAK, gab es 2013 ca. 500.000 Krankenhausinfektionen und ca. 11.000 Todesfälle.[21] In dem Bereich pendeln die meisten Statistiken. Die Deutsche Gesellschaft für Krankenhaushygiene hat laut ihrer Untersuchung ca. 900.000 Infektionen und ca. 30.000 Todesfälle festgestellt. Eine genaue Zahl kann jedoch nicht festgestellt werden.[22]
Ein Bericht vom NDR zeigt, welche Auswirkungen eine Auslagerung der Reinigung haben kann. Es wurden anonym Putzfrauen interviewt, die bei einem externen Serviceanbieter angestellt sind und in einem Krankenhaus tätig sind. Sie berichten von untragbaren Zuständen. Danach brauchen Putzfrauen eigentlich eine Stunde, um ein Krankenzimmer gründlich zu

[17] Kirchner, M., Knoblich, J. 2009. S. 103 ff.
[18] Kupferschmidt, K. 2010.
[19] Frankfurter Allgemein. 2012.
[20] Gerhard, S. 2015.
[21] DAK. 2013.
[22] Spiegel. 2014.

desinfizieren und zu säubern, betriebswirtschaftlich geplant sind 10 min. Würden sie länger putzen, würden sie umsonst arbeiten. Die Reinigungskräfte geben zu, dass nur unzureichend gereinigt wird. Auch in den Operationssälen und Intensivstationen wird nur oberflächlich geputzt. Türen, Geräte, Waschbecken und Fußböden stünden gar nicht auf dem Putzplan.

Zwei weitere anonym bleibende Reinigungskräfte berichten ebenfalls von ihren Erlebnissen im Charité Berlin. Sie berichten auch von Überforderung und beschweren sich über die Zustände in den Isolationszimmern. „In einem Isolierzimmer dürfte nichts was da drin ist wieder raus, ohne desinfiziert zu sein. Das heißt, es müsste für die Reinigung drin sein Lappen, Einmallappen, es müsste da sein, Möppe, die dann noch speziell in Desinfektion eingelegt werden und erst dann rausgenommen werden darf [...]. Dasselbe ist mit dem Geschirr, auch das Geschirr wird von den Keimzimmern so wieder rausgenommen, geht ganz normal dann in die Essenswägen wieder mit rein und wird dann erst in der Küche gespült." [23]

Durch Outsourcing kommt es im Bereich Sterilisation, Wäscherei und Reinigung vermehrten zu Infektionen. Das Krankenhaus verliert den Überblick über den Ablauf des externen Anbieters und dies führt zu einer erschwerten Kontrolle der Qualität. Externe Anbieter drücken ebenfalls den Preis und es werden nur sogenannte „Sichtreinigungen" durchgeführt, d.h. es wird nur sichtbarer Schmutz entfernt. Die Hygiene sollte unbedingt zum Kernbereich des Krankenhauses gehört und Outsourcing dadurch nicht mehr stattfindet. [24]

Im Gespräch mit dem Saarländischen Rundfunk berichtet Peter Walger, Vorstand der Deutschen Gesellschaft für Krankenhaushygiene (DGKH), dass lieber Geld in prestigeträchtige Spezialleistungen und Geräte investiert wird als in den

---

[23] Norddeutscher Rundfunk. 2013.
[24] Reuther, G. 2017. S. 256ff.
Der betrogene Patient: Ein Arzt deckt auf, warum Ihr Leben in Gefahr ist, wenn Sie sich medizinisch behandeln lassen Gebundene Ausgabe – 20. März 2017

Hygienebereich, weil man sich dadurch im Vergleich zur Konkurrenz besser positionieren könne. Krankenzimmer werden nicht mehr täglich geputzt. Auch Walger sieht einen „kausalen Zusammenhang zwischen dem vermehrten Vorkommen von Krankenhausinfektionen und multiresistenten Erregern und gleichzeitigem Sparen an Ressourcen im Bereich Reinigung und Personalknappheit". Im Saarland haben, wenn auch nur in Teilen, sieben von 22 Krankenhäusern eigene Reinigungskräfte. Krankenhaushygieniker Franz Hausinger berichtet, dass er in seinem Krankenhaus das Outsourcing der Reinigung beendet hat. Grund für die Beendigung war, dass sie schlechte Erfahrungen mit externen Anbietern hatten und z.B. OP- Instrumente schlecht gereinigt wurden. Nun habe er selbst wieder den Überblick über das Personal und den Putzplan und könne somit die Qualität viel besser überprüfen.[25]

Auch Prof. Dr. med. K.-D. Zastrow, Direktor des Instituts für Hygiene und Umweltmedizin in Berlin, ist für ein verbessertes Hygienemanagement. Dadurch könnten mindestens die Hälfte der Infektionen verhindert werden und 15.000 Patienten das Leben retten. Dies ist jedoch nur durch ein qualifiziertes Fachpersonal und verbesserte Hygienemaßnahmen möglich. Eine Klinik muss einen Hygienefacharzt und mehrere Hygienefachkräfte haben. Gem. den Richtlinien der Kommission für Krankenhaushygiene und Infektionsprävention muss es eine Hygienekommission geben, Infektionsstatistiken müssen geführt werden. Das zuständige Gesundheitsamt muss kontinuierlich die Hygienemaßnahmen überprüfen. [26]

Dieses Beispiel zeigt, wie wichtig ein Hygienemanagement ist.

Für ein erfolgreiches Hygienemanagement ist besonders die hygienische Händereinigung wichtig. Es muss eine regelmäßige Schulung für alle Mitarbeiter, auch für externe Mitarbeiter geben. Diese müssen über alle Hygienemaßnahmen unterrichtet werden

---

[25] Schick, S. 2017.
[26] Zastrow,K.-D. (2016).

u.a. über das richtige Wechseln der Schutzkleidung, Hygieneschulungen in der Speiseversorgung und über die richtige Händedesinfektion.[27]

Dafür wurde die „Aktion für saubere Hände" einberufen, um nicht nur das Pflegepersonal dafür aufmerksam zu machen, sondern insbesondere auch die Patienten und Besucher. Die Aktion wurde 2008 mit Unterstützung des Bundesministeriums für Gesundheit, vom nationalen Referenzzentrum für nosokomialen Infektionen, dem Aktionsbündnis Patientensicherheit sowie der Gesellschaft für Qualitätsmanagement in der Gesundheitsversorgung entwickelt. Krankenhäuser können daran teilnehmen und ein Zertifikat erhalten. Es basiert auf 5 Indikationen: 1. vor dem Patientenkontakt 2. vor dem aseptischen Tätigkeiten 3. nach dem Kontakt mit potentiell infektiösem Material 4. nach Patientenkontakt und 5. nach dem Kontakt mit der direkten Patientenumgebung sollte eine Desinfektion stattfinden. Ebenfalls kann der Händedesinfektionsmittelverbrauch anhand eines Programmes ermittelt werden. Als effektiv wird hier auch die Beobachtung der Richtlinien für die Händedesinfektion genannt. Dadurch kann ein genaueres Bild vom Ist- Zustand aufgenommenen werden und Fehler beseitigt werden. [28] Für die richtige Einhaltung der Compliance für Händehygiene ist die Empfehlung der Kommission für Krankenhaushygiene und Infektionsprävention des Robert-Koch-Institut wichtig. [29] Allein dort wird genauestens beschrieben, was bei einer Händedesinfektion zu beachten ist, welches Mittel dafür angewendet werden sollen oder wie eine wirksame Händedesinfektion für die Chirurgie umgesetzt werden soll. Ebenfalls gibt es Empfehlungen für den Bedarf und für die Anforderungen eines Krankenhaushygienikers. Es unterstützt dadurch das Infektionsschutzgesetz, aber auch die EU-Lebensmittelverordnung.

---

[27] Eiff, W. (2013). S. 139 ff.
[28] Institut für Hygiene und Umweltmedizin, Charité Berlin. Aktion saubere Hände. 2017.
[29] Robert- Koch Institut. 2016. Empfehlung.

4. Fazit

Das moderne Krankenhausmanagement ist sehr komplex und muss sich auch weiterhin den Herausforderungen, wie den demographischen Wandel oder den steigenden Kostendruck sowie mit der Digitalisierung, stellen. Zusätzlich muss es den medizinischen Fortschritt weiter ausbauen, um weiterhin eine optimale medizinische Versorgung zu gewährleisten. Ein erfolgreiches Management in den verschiedenen Bereichen des Krankenhauses ist daher enorm wichtig. Krankenhäuser können sich der Verbetriebswirtschaftlichung nicht mehr verweigern. Vorausgesetzt sie wollen auch in Zukunft noch bestehen.

Sie stehen vermehrt zwischen dem Konflikt, profitabel zu wirtschaften, aber gleichzeitig nicht den Patienten aus den Augen zu verlieren. Das Krankenhaus sollte bei all dem Fortschritt und der Kostenreduzierung nicht vergessen, dass es immer noch eine Arzt-Patientenbeziehung gibt, die auf Vertrauen basiert. Der Patient sollte auf keinen Fall nur als Produkt angesehen werden. Das Image des Krankenhauses sollte in Zukunft wieder aufgebessert werden. Wenn Outsourcing stattfindet, dann sollte dies durch strikte Überwachung und Vereinbarungen erfolgen- insbesondere in der Hygiene. In diesem Bereich könnten sich die Krankenhäuser ein Beispiel an dem Hygienemanagement in den Niederlanden nehmen. Die Infektionsrate beträgt nur 1 %, aufgrund von zahlreichen Isolierstationen, Hygiene-Fachärzte und geringeren Antibiotika Aufwand.[30] Das Krankenhaus als Non-Profit Organisation befindet sich weiterhin im Umbruch. Die Frage bleibt, ob das Krankenhaus sich nur noch in Richtung eines profitablen Unternehmens entwickeln wird, in dem nur noch Einsparungen und Gewinne zählen und der Anteil von privaten Krankenhäusern die Überhand nimmt, oder ob sie es auf Dauer schaffen, effizient, aber patientenorientiert und mitarbeiterfreundlich, zu arbeiten.

---

[30] Universität Münster. 2016.

III. Literaturverzeichnis

Busse R., Tiemann O., Wörz M. (2009) Veränderungen des Krankenhausmanagements im Kontext des Wandels internationaler Gesundheitssysteme. In: Behrendt I., König HJ., Krystek U. (eds) Zukunftsorientierter Wandel im Krankenhausmanagement. https://doi.org/10.1007/978-3-642-00935-8_2.

DAK. (2013). Jährliche Anzahl von Infektionen und Todesfällen aufgrund von Krankenhauskeimen in Deutschland im Jahr 2013 (in 1.000). https://de.statista.com/statistik/daten/studie/563483/umfrage/infektionen-und-todesfaellen-aufgrund-von-krankenhauskeimen-in-deutschland. Zugegriffen 19. September 2017.

Eiff, W. (2013). Speisemanangement in der Sozialverpflegung. 1. Auflg.

Frankfurter Allgemein. (2012). Mancher glaubt bis heute an Sabotage. http://www.faz.net/aktuell/rhein-main/hygiene-skandal-am-fuldaer-klinikum-mancher-glaubt-bis-heute-an-sabotage-11648542.html. Zugegriffen: 18.09. 2017.

Lohmann, H. (2009). Erfolgsfaktor Medizin: Anforderungen an ein modernes Krankenhausmanagement. In: Behrendt I., König HJ., Krystek U. (eds) Zukunftsorientierter Wandel im Krankenhausmanagement. https://doi.org/10.1007/978-3-642-00935-8_2.

Gerhardt, S. (2015). Für Gesunde harmlos, in Kliniken tödlich. http://www.zeit.de/wissen/gesundheit/2015-01/keime-im-krankenhaus-uniklinik-kiel. Zugegriffen: 18.09.2017.

GKV- Spitzenverband. (2017). „Warum wurden in Deutschland DRG eingeführt?". https://www.gkv-spitzenverband.de/krankenversicherung/krankenhaeuser/drg_system/fragen_und_antworten_drg/fragen_und_antworten_drg.jsp. Zugegriffen: 08.09.2017

Institut für Hygiene und Umweltmedizin, Charité Berlin. 2017. Aktion saubere Hände. http://www.aktion-sauberehaende.de/ash/module/krankenhaeuser/. Zugegriffen: 28.09. 2017.

Kirchner, M., Knoblich, J. (2009). Outsourcing tertiärer Dienstleistungen. In: Behrendt I., König HJ., Krystek U. (eds) Zukunftsorientierter Wandel im Krankenhausmanagement. https://doi.org/10.1007/978-3-642-00935-8_2.

Krystek, U. (2009). Outsourcing als strategische Option. In: Behrendt I., König HJ., Krystek U. (eds) Zukunftsorientierter Wandel im Krankenhausmanagement. https://doi.org/10.1007/978-3-642-00935-8_2.

Kupferschmidt, K. (2010). Infektionsherd Krankenhaus. http://www.zeit.de/wissen/gesundheit/2010-08/mainz-babys-hygiene. Zugegriffen: 18.09.2017.

Litwin, A.S. et al, 2016. Superbugs versus Outsourced Cleaners: Employment Arrangements and the Spread of Health Care-Associated Infections, Industrial and Labor Relations Review, Juni 2016. http://journals.sagepub.com/doi/abs/10.1177/0019793916654482. Zugegriffen: 02.08.2017.

Mühlbacher, A.C. und Pflügel. (2009). IuK- Outsourcing im Krankenhaus: Das (digitale) Krankehaus zwischen Integration und Fokossierung. In: Behrendt I., König HJ., Krystek U. (eds) Zukunftsorientierter Wandel im Krankenhausmanagement. https://doi.org/10.1007/978-3-642-00935-8_2.

Neubauer G. und Beivers, A. (2010). Zur Situation der stationären Versorgung: Optimierung unter schwierigen Rahmenbedingungen. Klauber, J., Geraedts, M., Friedrich, J. (Hrsg.) Krankenhausreport 2010.

Norddeutscher Rundfunk. (2012) Kritische Hygiene- und Personalmängel in Krankenhäusern.http://www.ndr.de/fernsehen/sendungen/menschen_und_schlagzeil en/videos/menschenundschlagzeilen1643.html. Zugegriffen: 04.05.2014.

Offermann, G. (2011). Prozess- und Ressourcensteuerung im Gesundheitssystem: Neue Instrumente zur Steigerung von Effektivität und Effizienz in der Versorgung. Springer Verlag.

Osterloh, J. (2017). Outsourcing von Sekundären Servicebereichen. Duncker & Humblot.

Pühler, K.-P. (2013). In-/Outsourcing von Serviceleistungen. Debatin, J. (Hrsg.). Krankenhausmanagement.

Reuther, G. (2017). Der betrogene Patient: Ein Arzt deckt auf, warum Ihr Leben in Gefahr ist, wenn Sie sich medizinisch behandeln lassen.

Robert-Koch Institut. 2016. Empfehlung zur Händehygiene in Einrichtungen des Gesundheitswesens. DOI 10.1007/s00103-016-2416-6. Zugegriffen: 23.09.2017.

Schick, S. (2017). Einsparung bei der Reinigung. Hygieneprobleme in Krankenhäusern- auf der Spurensuche. http://www.sr.de/sr/home/nachrichten/panorama/hygieneprobleme_in_saarlaendisch en_krankenhaeusern_spurensuche102~_seite-3.html. Zugegriffen: 28.09.2017.

Spiegel. (2014). Experten streiten über Zahl der Todesfälle. http://www.spiegel.de/gesundheit/diagnose/nosokomiale-infektionen-streit-ueber-klinik-infekte-mit-todesfolge-a-961315.html. Zugegriffen: 18.09.2017.

Springer Gabler Verlag (Herausgeber), Gabler Wirtschaftslexikon, Stichwort: Outsourcing. http://wirtschaftslexikon.gabler.de/Archiv/54709/outsourcing-v12.html. Zugegriffen: 14.08. 2017.

Statistisches Bundesamt. Gesundheit. Grunddaten der Krankenhäuser. Fachserie 12 Reihe 6.1.1. 2015.https://www.destatis.de/DE/Publikationen/Thematisch/Gesundheit/Krankenhaeu

ser/GrunddatenKrankenhaeuser2120611157004?__blob=publicationFile#search=%2
2Bettenzahlen%20Krankenhaus%22. Zugegriffen: 14. September 2017.

Universität Münster, 2015, https://www.uni-
muenster.de/NiederlandeNet/aktuelles/archiv/2015/maerz/0324krankenhauskeime.ht
ml

Zastrow,K.-D. (2016). Krankenhausinfektionen- ein medizinisches, Soziales und
ökonomisches Problem.
https://www.krankenhaushygiene.de/ccUpload/upload/files/information/2016_01_Pas
sion%20Chirurgie_Hygiene-Tipp.pdf. Zugegriffen: 21.09.2017.

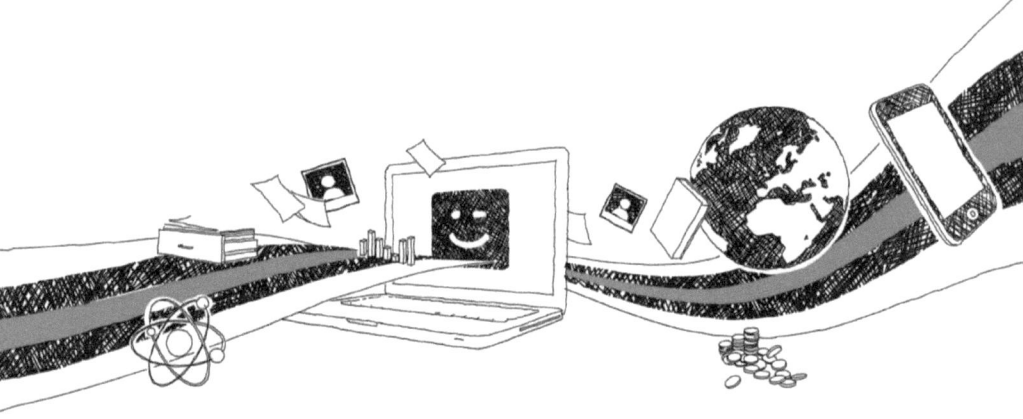
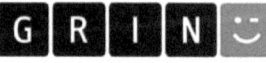